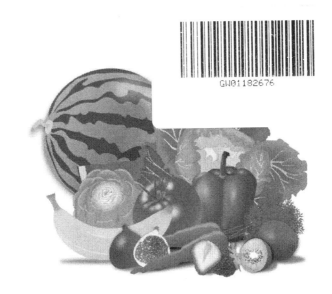

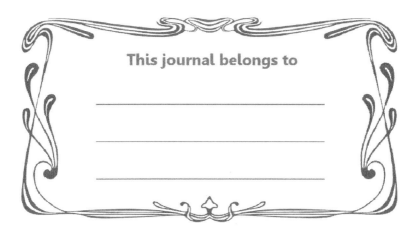

This journal belongs to

Floral Journals

Copyright © 2015 Floral Journals
All Rights Reserved.

ISBN: 150777480X
ISBN-13: 9781507774809

The New Me

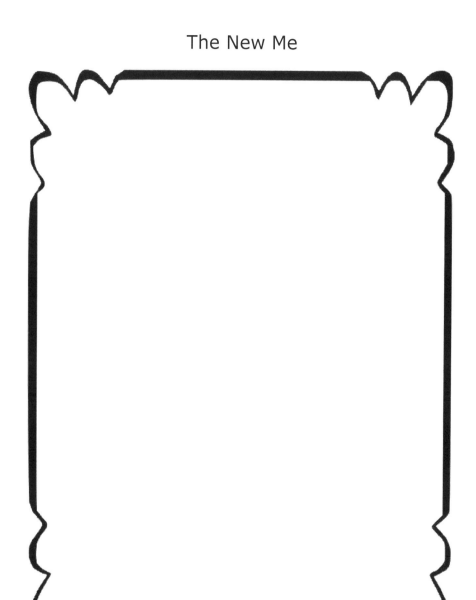

The Old Me

Mon Tue Wed Thu Fri Sat Sun (Tick) Date: _____

Breakfast
Calories

Lunch
Calories

_____

_____

_____

_____

_____

Total _____ Total _____

Dinner
Calories

Dinner
Calories

_____

_____

_____

Total _____

Water Fruit/Vegetable Sleep

1 2 3 4 5
6 7 8 9 10

Activities	Target	Achievement

How good was I today?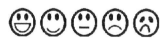

Mon Tue Wed Thu Fri Sat Sun (Tick)   Date: _____

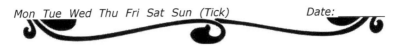

Breakfast   Calories   **Lunch**   Calories

_____   _____
_____   _____
_____   _____
_____   _____
_____   _____

                Total _____   Total _____

Dinner   Calories   **Dinner**   Calories

_____   _____
_____   _____
_____   _____
                                                                Total _____

Water   Fruit/Vegetable   Sleep

                                              1 2 3 4 5
                                              6 7 8 9 10

Activities   Target   Achievement

How good was I today?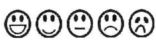

8

Mon Tue Wed Thu Fri Sat Sun (Tick)   Date:

Breakfast   Calories   **Lunch**   Calories

_____   _____
_____   _____
_____   _____
_____   _____
_____   _____

           Total _____   Total _____

Dinner   Calories   **Dinner**   Calories

_____   _____
_____   _____
_____   _____
                                                        Total _____

Water   Fruit/Vegetable   Sleep

                                            1 2 3 4 5
                                            6 7 8 9 10

Activities	Target	Achievement

How good was I today?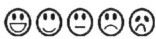

9

Mon Tue Wed Thu Fri Sat Sun (Tick)   *Date:* _____

Breakfast   Calories   ## Lunch   Calories

_____   _____
_____   _____
_____   _____
_____   _____
_____   _____

                    Total _____   Total _____

Dinner   Calories   ## Dinner   Calories

_____   _____
_____   _____
_____   _____
_____   Total _____

Water   Fruit/Vegetable   Sleep

                                              1 2 3 4 5
                                              6 7 8 9 10

           Activities   Target   Achievement

How good was I today?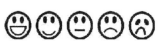

10

Mon Tue Wed Thu Fri Sat Sun (Tick)   *Date:*

Breakfast   Calories   **Lunch**   Calories

_____ _____   _____ _____
_____ _____   _____ _____
_____ _____   _____ _____
_____ _____   _____ _____
_____ _____   _____ _____

               Total _____   Total _____

Dinner   Calories   **Dinner**   Calories

_____ _____   _____ _____
_____ _____   _____ _____
_____ _____   _____ _____
_____ _____   Total _____

Water   Fruit/Vegetable   Sleep

1 2 3 4 5
6 7 8 9 10

Activities	Target	Achievement

How good was I today?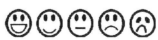

11

Mon Tue Wed Thu Fri Sat Sun (Tick)   Date:

Breakfast   Calories   ## Lunch   Calories

_____   _____
_____   _____
_____   _____
_____   _____
_____   _____

                Total _____   Total _____

Dinner   Calories   ## Dinner   Calories

_____   _____
_____   _____
_____   _____

                                                           Total _____

Water   Fruit/Vegetable   Sleep

                                             1 2 3 4 5
                                             6 7 8 9 10

         Activities   Target   Achievement

How good was I today?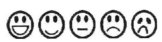

12

Mon Tue Wed Thu Fri Sat Sun (Tick)   Date: _____

Breakfast   Calories   **Lunch**   Calories

_____   _____
_____   _____
_____   _____
_____   _____
_____   _____

              Total _____   Total _____

Dinner   Calories   **Dinner**   Calories

_____   _____
_____   _____
_____   _____

                                                     Total _____

Water   Fruit/Vegetable   Sleep

                                                1 2 3 4 5
                                                6 7 8 9 10

Activities   Target   Achievement

How good was I today?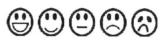

13

Mon Tue Wed Thu Fri Sat Sun (Tick)   Date: _____

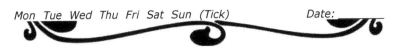

Breakfast   Calories   **Lunch**   Calories

_____   _____
_____   _____
_____   _____
_____   _____
_____   _____

               Total _____   Total _____

Dinner   Calories   **Dinner**   Calories

_____   _____
_____   _____
_____   _____

                                                             Total _____

   Water   Fruit/Vegetable   Sleep

                                                  1 2 3 4 5
                                                  6 7 8 9 10

          Activities   Target   Achievement

How good was I today?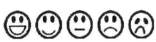

14

Mon Tue Wed Thu Fri Sat Sun (Tick)   Date: _____

Breakfast   Calories   ## Lunch   Calories

_____   _____
_____   _____
_____   _____
_____   _____
_____   _____

            Total _____   Total _____

Dinner   Calories   ## Dinner   Calories

_____   _____
_____   _____
_____   _____
_____   Total _____

Water   Fruit/Vegetable   Sleep

                                            1 2 3 4 5
                                            6 7 8 9 10

Activities   Target   Achievement

How good was I today?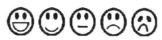

15

Mon Tue Wed Thu Fri Sat Sun (Tick)   Date: _____

Breakfast   Calories   **Lunch**   Calories

_____   _____
_____   _____
_____   _____
_____   _____
_____   _____

              Total _____   Total _____

Dinner   Calories   **Dinner**   Calories

_____   _____
_____   _____
_____   _____

                                         Total _____

Water   Fruit/Vegetable   Sleep

                                         1 2 3 4 5
                                         6 7 8 9 10

Activities   Target   Achievement

How good was I today?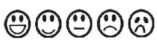

16

Mon Tue Wed Thu Fri Sat Sun (Tick)   *Date:*

Breakfast
Calories

Lunch
Calories

_____   _____
_____   _____
_____   _____
_____   _____
_____   _____

Total _____   Total _____

Dinner
Calories

Dinner
Calories

_____   _____
_____   _____
_____   _____
_____   _____

                        Total _____

Water   Fruit/Vegetable   Sleep

1 2 3 4 5
6 7 8 9 10

Activities	Target	Achievement

How good was I today?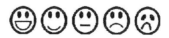

17

Mon Tue Wed Thu Fri Sat Sun (Tick)   Date:

Breakfast   Calories   ## Lunch   Calories

_____   _____
_____   _____
_____   _____
_____   _____
_____   _____

            Total _____   Total _____

Dinner   Calories   ## Dinner   Calories

_____   _____
_____   _____
_____   _____
_____   Total _____

Water   Fruit/Vegetable   Sleep

1 2 3 4 5
6 7 8 9 10

Activities   Target   Achievement

How good was I today?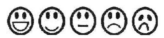

18

Mon Tue Wed Thu Fri Sat Sun (Tick)   *Date:*

Breakfast   Calories   ## Lunch   Calories

Total _____   Total _____

Dinner   Calories   ## Dinner   Calories

                                            Total _____

Water	Fruit/Vegetable		Sleep	

Sleep: 1 2 3 4 5 / 6 7 8 9 10

Activities	Target	Achievement

How good was I today?   😃 🙂 😐 🙁 ☹️

Mon Tue Wed Thu Fri Sat Sun (Tick)   Date: _____

Breakfast   Calories   ## Lunch   Calories

_____   _____
_____   _____
_____   _____
_____   _____
_____   _____
_____   _____

                Total _____   Total _____

Dinner   Calories   ## Dinner   Calories

_____   _____
_____   _____
_____   _____
_____
                                                        Total _____

Water   Fruit/Vegetable   Sleep

☐ ☐ ☐ ☐   1 2 3 4 5
☐ ☐ ☐ ☐   6 7 8 9 10

Activities   Target   Achievement

How good was I today?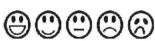

20

Mon Tue Wed Thu Fri Sat Sun (Tick)   Date: _____

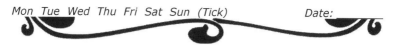

Breakfast   Calories   ### Lunch   Calories

_____   _____
_____   _____
_____   _____
_____   _____
_____   _____

               Total _____   Total _____

Dinner   Calories   ### Dinner   Calories

_____   _____
_____   _____
_____   Total _____

Water   Fruit/Vegetable   Sleep

                                          1 2 3 4 5
                                          6 7 8 9 10

Activities   Target   Achievement

How good was I today?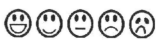

21

Mon Tue Wed Thu Fri Sat Sun (Tick)   Date:

Breakfast   Calories   **Lunch**   Calories

_____   _____
_____   _____
_____   _____
_____   _____
_____   _____
_____   _____

          Total _____   Total _____

Dinner   Calories   **Dinner**   Calories

_____   _____
_____   _____
_____   _____
                                             Total _____

Water   Fruit/Vegetable   Sleep

                                              1 2 3 4 5
                                              6 7 8 9 10

         Activities   Target   Achievement

How good was I today?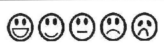

22

Mon Tue Wed Thu Fri Sat Sun (Tick)   Date: _____

Breakfast   Calories   ## Lunch   Calories

_____   _____
_____   _____
_____   _____
_____   _____
_____   _____

            Total _____   Total _____

Dinner   Calories   ## Dinner   Calories

_____   _____
_____   _____
_____   _____
_____   Total _____

Water   Fruit/Vegetable   Sleep

                                              1 2 3 4 5
                                              6 7 8 9 10

Activities   Target   Achievement

How good was I today?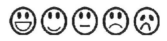

23

Mon Tue Wed Thu Fri Sat Sun (Tick)   Date: _____

Breakfast	Calories	Lunch	Calories
_____		_____	
_____		_____	
_____		_____	
_____		_____	
_____		_____	
Total _____		Total _____	

Dinner	Calories	Dinner	Calories
_____		_____	
_____		_____	
_____		_____	
_____		_____	
		Total _____	

Water   Fruit/Vegetable   Sleep

1 2 3 4 5
6 7 8 9 10

Activities	Target	Achievement

How good was I today?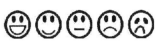

24

Mon Tue Wed Thu Fri Sat Sun (Tick)   *Date:*

Breakfast
Calories

Lunch
Calories

Total _____   Total _____

Dinner
Calories

Dinner
Calories

Total _____

Water   Fruit/Vegetable   Sleep

1 2 3 4 5
6 7 8 9 10

Activities	Target	Achievement

How good was I today?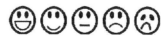

25

Mon   Tue   Wed   Thu   Fri   Sat   Sun   (Tick)   Date: _____

Breakfast	Calories	**Lunch**	Calories
_____		_____	
_____		_____	
_____		_____	
_____		_____	
_____		_____	
Total _____		Total _____	

Dinner	Calories	**Dinner**	Calories
_____		_____	
_____		_____	
_____		_____	
		Total _____	

Water   Fruit/Vegetable   Sleep

☐ ☐ ☐ ☐   1 2 3 4 5
☐ ☐ ☐ ☐   6 7 8 9 10

Activities   Target   Achievement

How good was I today?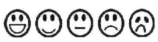

26

Mon Tue Wed Thu Fri Sat Sun (Tick)   Date: _____

Breakfast   Calories   ### Lunch   Calories

Total _____   Total _____

Dinner   Calories   ### Dinner   Calories

Total _____

Water   Fruit/Vegetable   Sleep

1 2 3 4 5
6 7 8 9 10

Activities	Target	Achievement

How good was I today?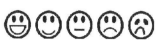

27

Mon Tue Wed Thu Fri Sat Sun (Tick)   Date: _____

Breakfast	Calories	Lunch	Calories
_____		_____	
_____		_____	
_____		_____	
_____		_____	
_____		_____	
Total _____		Total _____	

Dinner	Calories	Dinner	Calories
_____		_____	
_____		_____	
_____		Total _____	

Water   Fruit/Vegetable   Sleep

1 2 3 4 5
6 7 8 9 10

Activities	Target	Achievement

How good was I today?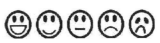

28

Mon Tue Wed Thu Fri Sat Sun (Tick)   Date: _____

Breakfast   Calories   **Lunch**   Calories

_____   _____
_____   _____
_____   _____
_____   _____
_____   _____

              Total _____   Total _____

Dinner   Calories   **Dinner**   Calories

_____   _____
_____   _____
_____   _____

                                                    Total _____

    Water   Fruit/Vegetable   Sleep

                                              1 2 3 4 5
                                              6 7 8 9 10

    Activities   Target   Achievement

How good was I today?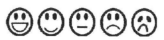

29

Mon Tue Wed Thu Fri Sat Sun (Tick)   Date: _____

Breakfast   Calories   **Lunch**   Calories

_____   _____
_____   _____
_____   _____
_____   _____
_____   _____
_____   _____

              Total _____   Total _____

Dinner   Calories   **Dinner**   Calories

_____   _____
_____   _____
_____   _____

                                                Total _____

Water   Fruit/Vegetable   Sleep

                                        1 2 3 4 5
                                        6 7 8 9 10

Activities   Target   Achievement

How good was I today?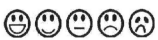

30

Mon Tue Wed Thu Fri Sat Sun (Tick)   Date: _____

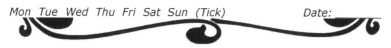

Breakfast   Calories   **Lunch**   Calories

_____   _____
_____   _____
_____   _____
_____   _____
_____   _____

                Total _____   Total _____

Dinner   Calories   **Dinner**   Calories

_____   _____
_____   _____
_____   _____
_____   Total _____

Water   Fruit/Vegetable   Sleep

                                                  1 2 3 4 5
                                                  6 7 8 9 10

         Activities   Target   Achievement

How good was I today?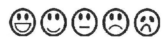

31

Mon Tue Wed Thu Fri Sat Sun (Tick) Date: _____

Breakfast   Calories   ## Lunch   Calories

_____   _____
_____   _____
_____   _____
_____   _____
_____   _____
_____   _____

            Total _____   Total _____

Dinner   Calories   ## Dinner   Calories

_____   _____
_____   _____
_____   _____
                                            Total _____

Water   Fruit/Vegetable   Sleep

                                    1 2 3 4 5
                                    6 7 8 9 10

Activities   Target   Achievement

How good was I today?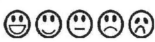

32

Mon Tue Wed Thu Fri Sat Sun (Tick)   Date: _____

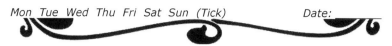

Breakfast   Calories   **Lunch**   Calories

_____   _____

_____   _____

_____   _____

_____   _____

_____   _____

       Total _____   Total _____

Dinner   Calories   **Dinner**   Calories

_____   _____

_____   _____

_____   _____

                                                   Total _____

Water   Fruit/Vegetable   Sleep

                                                    1 2 3 4 5
                                                    6 7 8 9 10

Activities   Target   Achievement

How good was I today?   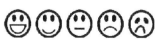

33

Mon Tue Wed Thu Fri Sat Sun (Tick)   Date: _____

Breakfast	Calories	Lunch	Calories
_____		_____	
_____		_____	
_____		_____	
_____		_____	
_____		_____	
Total _____		Total _____	

Dinner	Calories	Dinner	Calories
_____		_____	
_____		_____	
_____		_____	
		Total _____	

Water   Fruit/Vegetable   Sleep

1 2 3 4 5
6 7 8 9 10

Activities   Target   Achievement

How good was I today?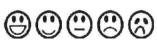

34

Mon Tue Wed Thu Fri Sat Sun (Tick)   Date: _____

Breakfast   Calories   **Lunch**   Calories

_____   _____
_____   _____
_____   _____
_____   _____
_____   _____

               Total _____   Total _____

Dinner   Calories   **Dinner**   Calories

_____   _____
_____   _____
_____   _____

                                                           Total _____

Water   Fruit/Vegetable   Sleep

                                              1 2 3 4 5
                                              6 7 8 9 10

         Activities   Target   Achievement

How good was I today?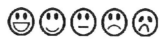

35

Mon Tue Wed Thu Fri Sat Sun (Tick)   Date: _____

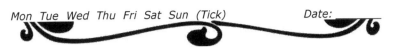

Breakfast _____ Calories   **Lunch** _____ Calories

_____   _____
_____   _____
_____   _____
_____   _____
_____   _____
_____   _____

         Total _____   Total _____

Dinner _____ Calories   **Dinner** _____ Calories

_____   _____
_____   _____
_____   _____
                                      Total _____

Water   Fruit/Vegetable   Sleep

                                        1 2 3 4 5
                                        6 7 8 9 10

        Activities   Target   Achievement

How good was I today?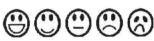

36

Mon Tue Wed Thu Fri Sat Sun (Tick)   Date: _____

Breakfast
Calories

Lunch
Calories

_____   _____
_____   _____
_____   _____
_____   _____
_____   _____

Total _____   Total _____

Dinner
Calories

Dinner
Calories

_____   _____
_____   _____
_____   _____

                              Total _____

Water   Fruit/Vegetable   Sleep

                                    1 2 3 4 5
                                    6 7 8 9 10

Activities   Target   Achievement

How good was I today?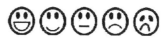

37

Mon Tue Wed Thu Fri Sat Sun (Tick)   Date: _____

Breakfast   Calories   ## Lunch   Calories

_____   _____
_____   _____
_____   _____
_____   _____
_____   _____

           Total _____   Total _____

Dinner   Calories   ## Dinner   Calories

_____   _____
_____   _____
_____   _____

                                              Total _____

Water   Fruit/Vegetable   Sleep

                                        1 2 3 4 5
                                        6 7 8 9 10

Activities	Target	Achievement

How good was I today?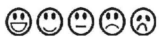

38

Mon Tue Wed Thu Fri Sat Sun (Tick)   Date: _____

Breakfast   Calories   **Lunch**   Calories

_____   _____
_____   _____
_____   _____
_____   _____
_____   _____

            Total _____   Total _____

Dinner   Calories   **Dinner**   Calories

_____   _____
_____   _____
_____   _____
                                        Total _____

Water   Fruit/Vegetable   Sleep

                                        1 2 3 4 5
                                        6 7 8 9 10

Activities   Target   Achievement

How good was I today?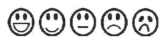

39

Mon Tue Wed Thu Fri Sat Sun (Tick)   Date: _____

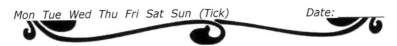

Breakfast	Calories	Lunch	Calories
_____		_____	
_____		_____	
_____		_____	
_____		_____	
_____		_____	
Total _____		Total _____	

Dinner	Calories	Dinner	Calories
_____		_____	
_____		_____	
_____		_____	
		Total _____	

Water   Fruit/Vegetable   Sleep

1 2 3 4 5
6 7 8 9 10

Activities	Target	Achievement

How good was I today?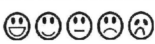

40

Mon Tue Wed Thu Fri Sat Sun (Tick)   Date:

Breakfast Calories   ### Lunch Calories

_____ _____
_____ _____
_____ _____
_____ _____
_____ _____

Total _____   Total _____

Dinner Calories   ### Dinner Calories

_____ _____
_____ _____
_____ _____

Total _____

Water   Fruit/Vegetable   Sleep

1 2 3 4 5
6 7 8 9 10

Activities   Target   Achievement

How good was I today?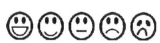

41

Mon Tue Wed Thu Fri Sat Sun (Tick)   Date:

Breakfast   Calories   Lunch   Calories

_____   _____
_____   _____
_____   _____
_____   _____
_____   _____

              Total _____   Total _____

Dinner   Calories   Dinner   Calories

_____   _____
_____   _____
_____   _____
_____   Total _____

   Water   Fruit/Vegetable   Sleep

                                          1 2 3 4 5
                                          6 7 8 9 10

           Activities   Target   Achievement

How good was I today?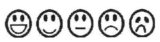

42

Mon Tue Wed Thu Fri Sat Sun (Tick)   Date:

Breakfast   Calories   **Lunch**   Calories

_____   _____
_____   _____
_____   _____
_____   _____
_____   _____

                Total _____   Total _____

Dinner   Calories   **Dinner**   Calories

_____   _____
_____   _____
_____   _____
                                                         Total _____

Water   Fruit/Vegetable   Sleep

                                            1 2 3 4 5
                                            6 7 8 9 10

         Activities   Target   Achievement

How good was I today?

43

Mon Tue Wed Thu Fri Sat Sun (Tick)   *Date:*

Breakfast   Calories   ### Lunch   Calories

_____   _____
_____   _____
_____   _____
_____   _____
_____   _____

      Total _____   Total _____

Dinner   Calories   ### Dinner   Calories

_____   _____
_____   _____
_____   _____

                                                         Total _____

Water   Fruit/Vegetable   Sleep

                                                       1 2 3 4 5
                                                       6 7 8 9 10

Activities	Target	Achievement

How good was I today?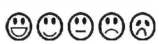

44

Mon Tue Wed Thu Fri Sat Sun (Tick)   Date: _____

Breakfast   Calories   **Lunch**   Calories

_____   _____
_____   _____
_____   _____
_____   _____
_____   _____

           Total _____   Total _____

Dinner   Calories   **Dinner**   Calories

_____   _____
_____   _____
_____   _____
                                                      Total _____

Water   Fruit/Vegetable   Sleep

                                              1 2 3 4 5
                                              6 7 8 9 10

Activities   Target   Achievement

How good was I today?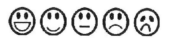

45

Mon Tue Wed Thu Fri Sat Sun (Tick)   Date: _____

Breakfast	Calories	Lunch	Calories
_____		_____	
_____		_____	
_____		_____	
_____		_____	
_____		_____	
Total _____		Total _____	

Dinner	Calories	Dinner	Calories
_____		_____	
_____		_____	
_____		_____	
		Total _____	

Water   Fruit/Vegetable   Sleep

1 2 3 4 5
6 7 8 9 10

Activities	Target	Achievement

How good was I today?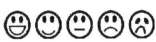

46

Mon Tue Wed Thu Fri Sat Sun (Tick)   *Date:* _____

Breakfast   Calories   ## Lunch   Calories

_____   _____
_____   _____
_____   _____
_____   _____
_____   _____

            Total _____   Total _____

Dinner   Calories   ## Dinner   Calories

_____   _____
_____   _____
_____   _____

                                                     Total _____

Water   Fruit/Vegetable   Sleep

                                         1 2 3 4 5
                                         6 7 8 9 10

Activities   Target   Achievement

How good was I today?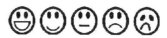

47

Mon Tue Wed Thu Fri Sat Sun (Tick)   Date: _____

Breakfast	Calories	Lunch	Calories
_____		_____	
_____		_____	
_____		_____	
_____		_____	
_____		_____	
Total _____		Total _____	

Dinner	Calories	Dinner	Calories
_____		_____	
_____		_____	
_____		_____	
		Total _____	

Water   Fruit/Vegetable   Sleep

1 2 3 4 5
6 7 8 9 10

Activities	Target	Achievement

How good was I today?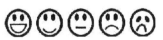

48

Mon　Tue　Wed　Thu　Fri　Sat　Sun　(Tick)　　　Date:

Breakfast
Calories

Total _____

Lunch
Calories

Total _____

Dinner
Calories

Dinner
Calories

Total _____

Water　　　Fruit/Vegetable　　　Sleep

1　2　3　4　5
6　7　8　9　10

Activities	Target	Achievement

How good was I today?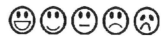

49

Mon Tue Wed Thu Fri Sat Sun (Tick)   Date:

Breakfast   Calories   ### Lunch   Calories

_____   _____
_____   _____
_____   _____
_____   _____
_____   _____

           Total _____   Total _____

Dinner   Calories   ### Dinner   Calories

_____   _____
_____   _____
_____   _____

                                           Total _____

Water   Fruit/Vegetable   Sleep

                                    1 2 3 4 5
                                    6 7 8 9 10

Activities   Target   Achievement

How good was I today?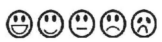

50

Mon Tue Wed Thu Fri Sat Sun (Tick)   *Date:*

Breakfast   Calories   ## Lunch   Calories

_____   _____
_____   _____
_____   _____
_____   _____
_____   _____

                 Total _____   Total _____

Dinner   Calories   ## Dinner   Calories

_____   _____
_____   _____
_____   _____
_____   Total _____

Water   Fruit/Vegetable   Sleep

                                              1 2 3 4 5
                                              6 7 8 9 10

Activities   Target   Achievement

How good was I today?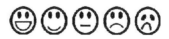

51

Mon Tue Wed Thu Fri Sat Sun (Tick)   Date:

Breakfast   Calories   **Lunch**   Calories

_____   _____
_____   _____
_____   _____
_____   _____
_____   _____

                Total _____   Total _____

Dinner   Calories   **Dinner**   Calories

_____   _____
_____   _____
_____   _____

                                                    Total _____

Water   Fruit/Vegetable   Sleep

                                              1 2 3 4 5
                                              6 7 8 9 10

          Activities   Target   Achievement

How good was I today?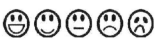

52

Mon Tue Wed Thu Fri Sat Sun (Tick)   *Date:*

Breakfast   Calories   **Lunch**   Calories

_____   _____
_____   _____
_____   _____
_____   _____
_____   _____

                Total _____   Total _____

Dinner   Calories   **Dinner**   Calories

_____   _____
_____   _____
_____   _____

                                                           Total _____

Water   Fruit/Vegetable   Sleep

                                           1 2 3 4 5
                                           6 7 8 9 10

Activities   Target   Achievement

How good was I today?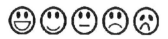

53

Mon Tue Wed Thu Fri Sat Sun (Tick)   Date:

Breakfast	Calories	Lunch	Calories
Total _____		Total _____	

Dinner	Calories	Dinner	Calories
		Total _____	

Water   Fruit/Vegetable   Sleep

1 2 3 4 5
6 7 8 9 10

Activities	Target	Achievement

How good was I today?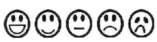

54

Mon Tue Wed Thu Fri Sat Sun (Tick)   Date:

Breakfast   Calories   ### Lunch   Calories

_____   _____
_____   _____
_____   _____
_____   _____
_____   _____
_____   _____

          Total _____   Total _____

Dinner   Calories   ### Dinner   Calories

_____   _____
_____   _____
_____   _____

                                         Total _____

    Water   Fruit/Vegetable   Sleep

                                         1 2 3 4 5
                                         6 7 8 9 10

       Activities   Target   Achievement

How good was I today?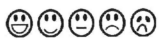

55

Mon Tue Wed Thu Fri Sat Sun (Tick)   Date: _____

Breakfast   Calories   ## Lunch   Calories

_____   _____
_____   _____
_____   _____
_____   _____
_____   _____

              Total _____   Total _____

Dinner   Calories   ## Dinner   Calories

_____   _____
_____   _____
_____   _____

                                                   Total _____

Water   Fruit/Vegetable   Sleep

                                        1 2 3 4 5
                                        6 7 8 9 10

Activities   Target   Achievement

How good was I today?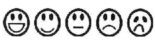

56

Mon Tue Wed Thu Fri Sat Sun (Tick)   Date:

Breakfast
Calories

Lunch
Calories

Total _____   Total _____

Dinner
Calories

Dinner
Calories

Total _____

Water   Fruit/Vegetable   Sleep

1 2 3 4 5
6 7 8 9 10

Activities   Target   Achievement

How good was I today?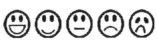

Mon Tue Wed Thu Fri Sat Sun (Tick)   Date: _____

Breakfast   Calories   Lunch   Calories

_____   _____
_____   _____
_____   _____
_____   _____
_____   _____

              Total _____   Total _____

Dinner   Calories   Dinner   Calories

_____   _____
_____   _____
_____   _____

                                                    Total _____

Water   Fruit/Vegetable   Sleep

                                                1 2 3 4 5
                                                6 7 8 9 10

        Activities   Target   Achievement

How good was I today?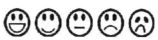

58

Mon Tue Wed Thu Fri Sat Sun (Tick)   Date:

Breakfast   Calories   **Lunch**   Calories

_____   _____

_____   _____

_____   _____

_____   _____

_____   _____

_____   _____

                    Total _____   Total _____

Dinner   Calories   **Dinner**   Calories

_____   _____

_____   _____

_____   _____

                                                                  Total _____

Water   Fruit/Vegetable   Sleep

                                              1 2 3 4 5
                                              6 7 8 9 10

Activities   Target   Achievement

How good was I today?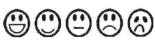

59

Mon Tue Wed Thu Fri Sat Sun (Tick)   Date: _____

Breakfast   Calories   ### Lunch   Calories

_____   _____
_____   _____
_____   _____
_____   _____
_____   _____

          Total _____   Total _____

Dinner   Calories   ### Dinner   Calories

_____   _____
_____   _____
_____   _____
                                               Total _____

Water   Fruit/Vegetable   Sleep

                               1 2 3 4 5
                               6 7 8 9 10

Activities   Target   Achievement

How good was I today?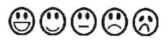

60

Mon Tue Wed Thu Fri Sat Sun (Tick)   Date:

Breakfast   Calories   **Lunch**   Calories

_____   _____
_____   _____
_____   _____
_____   _____
_____   _____

                Total _____   Total _____

Dinner   Calories   **Dinner**   Calories

_____   _____
_____   _____
_____   _____
_____   Total _____

Water   Fruit/Vegetable   Sleep

                                              1 2 3 4 5
                                              6 7 8 9 10

         Activities   Target   Achievement

How good was I today?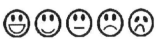

61

Mon Tue Wed Thu Fri Sat Sun (Tick)   Date: _____

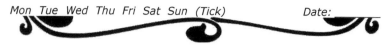

Breakfast   Calories   Lunch   Calories

_____   _____
_____   _____
_____   _____
_____   _____
_____   _____

           Total _____   Total _____

Dinner   Calories   Dinner   Calories

_____   _____
_____   _____
_____   _____
                                      _____

                                               Total _____

    Water   Fruit/Vegetable   Sleep

                                              1 2 3 4 5
                                              6 7 8 9 10

           Activities   Target   Achievement

How good was I today?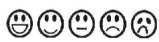

62

Mon Tue Wed Thu Fri Sat Sun (Tick)   Date:

Breakfast   Calories   **Lunch**   Calories

_____   _____
_____   _____
_____   _____
_____   _____
_____   _____
_____   _____

                Total _____   Total _____

Dinner   Calories   **Dinner**   Calories

_____   _____
_____   _____
_____   _____
                                                            Total _____

Water   Fruit/Vegetable   Sleep

                                                1 2 3 4 5
                                                6 7 8 9 10

Activities   Target   Achievement

How good was I today?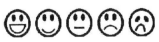

Mon Tue Wed Thu Fri Sat Sun (Tick)　　　Date: _____

Breakfast　　　　　　　Calories　## Lunch　　　　　　　Calories

_____　　_____
_____　　_____
_____　　_____
_____　　_____
_____　　_____

　　　　　Total _____　　　　　　　　Total _____

Dinner　　　　　　　Calories　## Dinner　　　　　　　Calories

_____　　_____
_____　　_____
_____　　_____
　　　　　　　　　　　　　　　　　　Total _____

Water　　　　Fruit/Vegetable　　　　Sleep

1 2 3 4 5
6 7 8 9 10

Activities　　　　　　Target　　　Achievement

How good was I today?　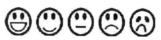

64

Mon Tue Wed Thu Fri Sat Sun (Tick)   Date: _____

Breakfast   Calories   **Lunch**   Calories

_____   _____
_____   _____
_____   _____
_____   _____
_____   _____
_____   _____

              Total _____   Total _____

Dinner   Calories   **Dinner**   Calories

_____   _____
_____   _____
_____   _____
_____   _____
                                                Total _____

Water   Fruit/Vegetable   Sleep

                                         1 2 3 4 5
                                         6 7 8 9 10

Activities   Target   Achievement

How good was I today?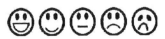

65

Mon Tue Wed Thu Fri Sat Sun (Tick)   Date: _____

Breakfast	Calories	Lunch	Calories
_____		_____	
_____		_____	
_____		_____	
_____		_____	
_____		_____	
Total _____		Total _____	

Dinner	Calories	Dinner	Calories
_____		_____	
_____		_____	
_____		_____	
_____		Total _____	

Water   Fruit/Vegetable   Sleep

1 2 3 4 5
6 7 8 9 10

Activities	Target	Achievement

How good was I today?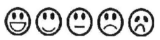

66

Mon Tue Wed Thu Fri Sat Sun (Tick)   Date: _____

Breakfast   Calories   ### Lunch   Calories

_____   _____
_____   _____
_____   _____
_____   _____
_____   _____
_____   _____

                Total _____   Total _____

Dinner   Calories   ### Dinner   Calories

_____   _____
_____   _____
_____   _____
_____
                                                             Total _____

Water   Fruit/Vegetable   Sleep

                                                    1 2 3 4 5
                                                    6 7 8 9 10

Activities   Target   Achievement

How good was I today?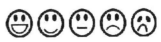

67

Mon Tue Wed Thu Fri Sat Sun (Tick)   Date: _____

Breakfast	Calories	Lunch	Calories

_____   _____
_____   _____
_____   _____
_____   _____
_____   _____

                Total _____   Total _____

Dinner	Calories	Dinner	Calories

_____   _____
_____   _____
_____   _____
                                                Total _____

Water   Fruit/Vegetable   Sleep

                                              1 2 3 4 5
                                              6 7 8 9 10

Activities	Target	Achievement

How good was I today?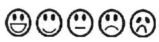

68

Mon Tue Wed Thu Fri Sat Sun (Tick)　　　Date:

Breakfast　　　　　Calories　**Lunch**　　　　　Calories

_____　　_____
_____　　_____
_____　　_____
_____　　_____
_____　　_____

　　　　Total _____　　　　　　　Total _____

Dinner　　　　　Calories　**Dinner**　　　　　Calories

_____　　_____
_____　　_____
_____　　_____
　　　　　　　　　　　　　　　　　Total _____

Water　　　Fruit/Vegetable　　　　Sleep

　　　　　　　　　　　　　　　　1 2 3 4 5
　　　　　　　　　　　　　　　　6 7 8 9 10

Activities　　　　Target　　Achievement

How good was I today?　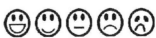

69

Mon Tue Wed Thu Fri Sat Sun (Tick)   Date: _____

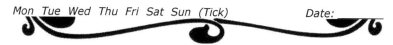

Breakfast   Calories   Lunch   Calories

_____   _____
_____   _____
_____   _____
_____   _____
_____   _____

            Total _____   Total _____

Dinner   Calories   Dinner   Calories

_____   _____
_____   _____
_____   _____
                                                    Total _____

Water   Fruit/Vegetable   Sleep

                                               1 2 3 4 5
                                               6 7 8 9 10

Activities   Target   Achievement

How good was I today?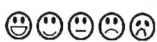

70

Mon Tue Wed Thu Fri Sat Sun (Tick)   Date: _____

Breakfast	Calories	Lunch	Calories
_____		_____	
_____		_____	
_____		_____	
_____		_____	
_____		_____	
Total _____		Total _____	

Dinner	Calories	Dinner	Calories
_____		_____	
_____		_____	
_____		_____	
		Total _____	

Water   Fruit/Vegetable   Sleep

1 2 3 4 5
6 7 8 9 10

Activities	Target	Achievement

How good was I today?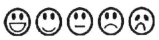

71

Mon Tue Wed Thu Fri Sat Sun (Tick)　　　Date: _____

Breakfast　　　　　　　　Calories　## Lunch　　　　　　　　Calories

_____　　_____
_____　　_____
_____　　_____
_____　　_____
_____　　_____

　　　　　Total _____　　　　　　　Total _____

Dinner　　　　　　　　　Calories　## Dinner　　　　　　　　Calories

_____　　_____
_____　　_____
_____　　_____
_____　　　　　　Total _____

Water　　　　Fruit/Vegetable　　　　　Sleep

1 2 3 4 5
6 7 8 9 10

Activities　　　　　Target　　　Achievement

How good was I today?　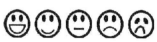

72

Mon Tue Wed Thu Fri Sat Sun (Tick)   Date:

Breakfast	Calories	Lunch	Calories

Total _____   Total _____

Dinner	Calories	Dinner	Calories

                                      Total _____

Water   Fruit/Vegetable   Sleep

                                      1 2 3 4 5
                                      6 7 8 9 10

Activities   Target   Achievement

How good was I today?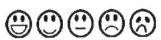

73

Mon Tue Wed Thu Fri Sat Sun (Tick)   Date: _____

Breakfast	Calories	Lunch	Calories
_____		_____	
_____		_____	
_____		_____	
_____		_____	
_____		_____	
	Total _____		Total _____

Dinner	Calories	Dinner	Calories
_____		_____	
_____		_____	
_____		_____	
_____		Total _____	

Water   Fruit/Vegetable   Sleep

1 2 3 4 5
6 7 8 9 10

Activities   Target   Achievement

How good was I today?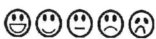

74

Mon Tue Wed Thu Fri Sat Sun (Tick) *Date:*

Breakfast   Calories   ### Lunch   Calories

_____   _____
_____   _____
_____   _____
_____   _____
_____   _____

Total _____   Total _____

Dinner   Calories   ### Dinner   Calories

_____   _____
_____   _____
_____   _____
                                        Total _____

Water   Fruit/Vegetable   Sleep

1 2 3 4 5
6 7 8 9 10

Activities	Target	Achievement

How good was I today?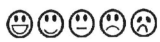

75

Mon Tue Wed Thu Fri Sat Sun (Tick)   Date:

Breakfast
Calories

Lunch
Calories

_____   _____
_____   _____
_____   _____
_____   _____
_____   _____

Total _____   Total _____

Dinner
Calories

Dinner
Calories

_____   _____
_____   _____
_____   _____

                                      Total _____

Water   Fruit/Vegetable   Sleep

1 2 3 4 5
6 7 8 9 10

Activities	Target	Achievement

How good was I today?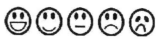

76

Mon Tue Wed Thu Fri Sat Sun (Tick)   Date: _____

Breakfast   Calories   **Lunch**   Calories

_____   _____
_____   _____
_____   _____
_____   _____
_____   _____

              Total _____   Total _____

Dinner   Calories   **Dinner**   Calories

_____   _____
_____   _____
_____   _____
                                                     Total _____

Water   Fruit/Vegetable   Sleep

                                              1 2 3 4 5
                                              6 7 8 9 10

       Activities   Target   Achievement

How good was I today?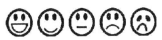

77

Mon Tue Wed Thu Fri Sat Sun (Tick)   Date: _____

Breakfast
Calories

_____
_____
_____
_____
_____

Total _____

Lunch
Calories

_____
_____
_____
_____
_____

Total _____

Dinner
Calories

_____
_____
_____
_____

Dinner
Calories

_____
_____
_____

Total _____

Water   Fruit/Vegetable   Sleep

1 2 3 4 5
6 7 8 9 10

Activities	Target	Achievement

How good was I today?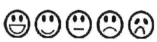

78

Mon Tue Wed Thu Fri Sat Sun (Tick)   Date: _____

Breakfast	Calories	Lunch	Calories
_____		_____	
_____		_____	
_____		_____	
_____		_____	
_____		_____	
Total _____		Total _____	

Dinner	Calories	Dinner	Calories
_____		_____	
_____		_____	
_____		_____	
		Total _____	

Water   Fruit/Vegetable   Sleep

1 2 3 4 5
6 7 8 9 10

Activities	Target	Achievement

How good was I today?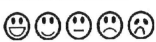

79

Mon Tue Wed Thu Fri Sat Sun (Tick)   Date:

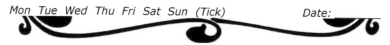

Breakfast	Calories	Lunch	Calories

Total _____   Total _____

Dinner	Calories	Dinner	Calories

Total _____

Water   Fruit/Vegetable   Sleep

1 2 3 4 5
6 7 8 9 10

Activities	Target	Achievement

How good was I today?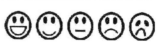

80

Mon Tue Wed Thu Fri Sat Sun (Tick)   Date: _____

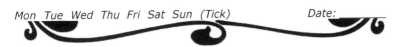

Breakfast   Calories   ## Lunch   Calories

_____   _____
_____   _____
_____   _____
_____   _____
_____   _____
_____   _____

            Total _____   Total _____

Dinner   Calories   ## Dinner   Calories

_____   _____
_____   _____
_____   _____
_____   _____
                                                        Total _____

Water   Fruit/Vegetable   Sleep

                                              1 2 3 4 5
                                              6 7 8 9 10

        Activities   Target   Achievement

How good was I today?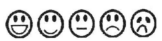

81

Mon Tue Wed Thu Fri Sat Sun (Tick)   Date: _____

Breakfast
Calories

_____
_____
_____
_____
_____

Total _____

Dinner
Calories

_____
_____
_____
_____

Lunch
Calories

_____
_____
_____
_____
_____

Total _____

Dinner
Calories

_____
_____
_____

Total _____

Water   Fruit/Vegetable   Sleep

1 2 3 4 5
6 7 8 9 10

Activities	Target	Achievement

How good was I today?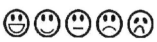

82

Mon Tue Wed Thu Fri Sat Sun (Tick)　　　Date: _____

Breakfast	Calories	Lunch	Calories
_____		_____	
_____		_____	
_____		_____	
_____		_____	
_____		_____	
	Total _____		Total _____

Dinner	Calories	Dinner	Calories
_____		_____	
_____		_____	
_____		_____	
			Total _____

Water　　　　Fruit/Vegetable　　　　Sleep

1 2 3 4 5
6 7 8 9 10

Activities	Target	Achievement

How good was I today?　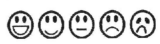

Mon Tue Wed Thu Fri Sat Sun (Tick)   Date: _____

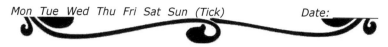

Breakfast   Calories   **Lunch**   Calories

_____   _____
_____   _____
_____   _____
_____   _____
_____   _____

              Total _____   Total _____

Dinner   Calories   **Dinner**   Calories

_____   _____
_____   _____
_____   _____
                                                         Total _____

Water   Fruit/Vegetable   Sleep

                                                1 2 3 4 5
                                                6 7 8 9 10

Activities   Target   Achievement

How good was I today?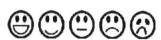

84

Mon Tue Wed Thu Fri Sat Sun (Tick)   Date: _____

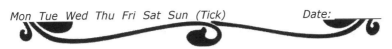

Breakfast   Calories   **Lunch**   Calories

_____   _____
_____   _____
_____   _____
_____   _____
_____   _____

              Total _____   Total _____

Dinner   Calories   **Dinner**   Calories

_____   _____
_____   _____
_____   _____
                                                     Total _____

Water   Fruit/Vegetable   Sleep

                                              1 2 3 4 5
                                              6 7 8 9 10

Activities   Target   Achievement

How good was I today?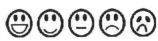

85

Mon Tue Wed Thu Fri Sat Sun (Tick)   Date:

Breakfast   Calories   **Lunch**   Calories

_____   _____
_____   _____
_____   _____
_____   _____
_____   _____

                Total _____   Total _____

Dinner   Calories   **Dinner**   Calories

_____   _____
_____   _____
_____   _____
_____   Total _____

Water   Fruit/Vegetable   Sleep

                                        1 2 3 4 5
                                        6 7 8 9 10

Activities   Target   Achievement

How good was I today?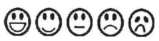

86

Mon Tue Wed Thu Fri Sat Sun (Tick)   Date:

Breakfast   Calories   **Lunch**   Calories

_____   _____

_____   _____

_____   _____

_____   _____

_____   _____

                Total _____   Total _____

Dinner   Calories   **Dinner**   Calories

_____   _____

_____   _____

_____   _____

                                                     Total _____

Water   Fruit/Vegetable   Sleep

                                           1 2 3 4 5
                                           6 7 8 9 10

Activities   Target   Achievement

How good was I today?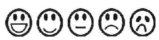

87

Mon Tue Wed Thu Fri Sat Sun (Tick)　　　Date: _____

Breakfast　　　　　　　　Calories　　## Lunch　　　　　　　Calories

_____　　_____

_____　　_____

_____　　_____

_____　　_____

_____　　_____

　　　　　Total _____　　　　　　　Total _____

Dinner　　　　　　　　Calories　　## Dinner　　　　　　　Calories

_____　　_____

_____　　_____

_____　　_____

　　　　　　　　　　　　　　　　　　　　　　Total _____

Water　　　　　Fruit/Vegetable　　　　　　Sleep

　　　　　　　　　　　　　　　　　　　　1 2 3 4 5
　　　　　　　　　　　　　　　　　　　　6 7 8 9 10

　　　　　　　Activities　　　　　Target　　Achievement

How good was I today?　　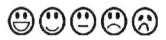

88

Mon Tue Wed Thu Fri Sat Sun (Tick)   Date:

Breakfast	Calories	Lunch	Calories

Total _____   Total _____

Dinner	Calories	Dinner	Calories

Total _____

Water   Fruit/Vegetable   Sleep

1 2 3 4 5
6 7 8 9 10

Activities	Target	Achievement

How good was I today?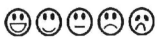

89

Mon Tue Wed Thu Fri Sat Sun (Tick)   Date: _____

Breakfast   Calories   ### Lunch   Calories

_____   _____
_____   _____
_____   _____
_____   _____
_____   _____

           Total _____   Total _____

Dinner   Calories   ### Dinner   Calories

_____   _____
_____   _____
_____   _____
                                                 Total _____

Water   Fruit/Vegetable   Sleep

                                       1 2 3 4 5
                                       6 7 8 9 10

Activities	Target	Achievement

How good was I today?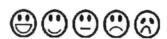

Mon Tue Wed Thu Fri Sat Sun (Tick) Date:

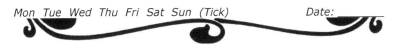

Breakfast   Calories   **Lunch**   Calories

_____   _____
_____   _____
_____   _____
_____   _____
_____   _____

         Total _____   Total _____

Dinner   Calories   **Dinner**   Calories

_____   _____
_____   _____
_____   _____

                                                                                  Total _____

Water   Fruit/Vegetable   Sleep

                                                           1   2   3   4   5
                                                           6   7   8   9   10

Activities	Target	Achievement

How good was I today?   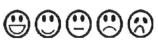

Mon Tue Wed Thu Fri Sat Sun (Tick)   Date: _____

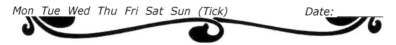

Breakfast   Calories   **Lunch**   Calories

_____   _____
_____   _____
_____   _____
_____   _____
_____   _____

              Total _____   Total _____

Dinner   Calories   **Dinner**   Calories

_____   _____
_____   _____
_____   _____
                                  Total _____

Water   Fruit/Vegetable   Sleep

1 2 3 4 5
6 7 8 9 10

Activities   Target   Achievement

How good was I today?

92

Mon Tue Wed Thu Fri Sat Sun (Tick)   Date: _____

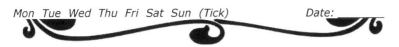

Breakfast   Calories   **Lunch**   Calories

_____   _____
_____   _____
_____   _____
_____   _____
_____   _____

              Total _____   Total _____

Dinner   Calories   **Dinner**   Calories

_____   _____
_____   _____
_____   _____

                                                            Total _____

   Water   Fruit/Vegetable   Sleep
                                              1 2 3 4 5
                                              6 7 8 9 10

   Activities   Target   Achievement

How good was I today?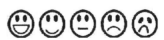

93

Mon Tue Wed Thu Fri Sat Sun (Tick)   Date: _____

Breakfast   Calories   ### Lunch   Calories

_____   _____
_____   _____
_____   _____
_____   _____
_____   _____

                Total _____   Total _____

Dinner   Calories   ### Dinner   Calories

_____   _____
_____   _____
_____   _____
_____   _____
                                        _____

                                                        Total _____

Water   Fruit/Vegetable   Sleep

                                        1 2 3 4 5
                                        6 7 8 9 10

Activities	Target	Achievement

How good was I today?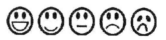

94

Mon Tue Wed Thu Fri Sat Sun (Tick)   Date:

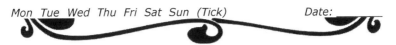

Breakfast   Calories   **Lunch**   Calories

_____   _____
_____   _____
_____   _____
_____   _____
_____   _____

                Total _____   Total _____

Dinner   Calories   **Dinner**   Calories

_____   _____
_____   _____
_____   _____
                                       Total _____

Water   Fruit/Vegetable   Sleep

                                         1 2 3 4 5
                                         6 7 8 9 10

Activities   Target   Achievement

How good was I today?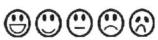

Mon Tue Wed Thu Fri Sat Sun (Tick)   Date: _____

Breakfast   Calories   ## Lunch   Calories

_____   _____
_____   _____
_____   _____
_____   _____
_____   _____

          Total _____   Total _____

Dinner   Calories   ## Dinner   Calories

_____   _____
_____   _____
_____   _____

                                                                       Total _____

Water   Fruit/Vegetable   Sleep

                                            1 2 3 4 5
                                            6 7 8 9 10

Activities	Target	Achievement

How good was I today?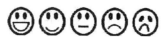

96

Mon Tue Wed Thu Fri Sat Sun (Tick)   Date:

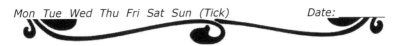

Breakfast   Calories   **Lunch**   Calories

_____   _____
_____   _____
_____   _____
_____   _____
_____   _____

       Total _____   Total _____

Dinner   Calories   **Dinner**   Calories

_____   _____
_____   _____
_____   _____

                                              Total _____

Water   Fruit/Vegetable   Sleep

                                              1 2 3 4 5
                                              6 7 8 9 10

Activities   Target   Achievement

How good was I today?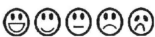

Mon Tue Wed Thu Fri Sat Sun (Tick)   Date: _____

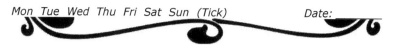

Breakfast   Calories   Lunch   Calories

_____   _____
_____   _____
_____   _____
_____   _____
_____   _____

          Total _____   Total _____

Dinner   Calories   Dinner   Calories

_____   _____
_____   _____
_____   _____
                                                Total _____

Water   Fruit/Vegetable   Sleep

                                        1 2 3 4 5
                                        6 7 8 9 10

Activities   Target   Achievement

How good was I today?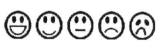

98

Mon Tue Wed Thu Fri Sat Sun (Tick)   Date:

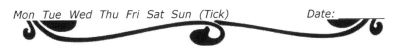

Breakfast   Calories   **Lunch**   Calories

_____   _____
_____   _____
_____   _____
_____   _____
_____   _____

                Total _____   Total _____

Dinner   Calories   **Dinner**   Calories

_____   _____
_____   _____
_____   _____
                                                        Total _____

Water   Fruit/Vegetable   Sleep

                                              1 2 3 4 5
                                              6 7 8 9 10

Activities   Target   Achievement

How good was I today?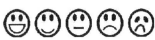

99

Mon Tue Wed Thu Fri Sat Sun (Tick)   Date: _____

Breakfast   Calories   ## Lunch   Calories

_____   _____
_____   _____
_____   _____
_____   _____
_____   _____

            Total _____   Total _____

Dinner   Calories   ## Dinner   Calories

_____   _____
_____   _____
_____   _____
                                                    Total _____

Water   Fruit/Vegetable   Sleep

1 2 3 4 5
6 7 8 9 10

Activities   Target   Achievement

How good was I today?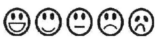

100

Mon Tue Wed Thu Fri Sat Sun (Tick)   Date: _____

Breakfast   Calories   ## Lunch   Calories

_____   _____

_____   _____

_____   _____

_____   _____

_____   _____

                    Total _____   Total _____

Dinner   Calories   ## Dinner   Calories

_____   _____

_____   _____

_____   _____

_____   Total _____

Water   Fruit/Vegetable   Sleep

                                                                   1 2 3 4 5
                                                                   6 7 8 9 10

Activities   Target   Achievement

How good was I today?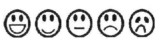

101

Mon Tue Wed Thu Fri Sat Sun (Tick)   Date: _____

Breakfast   Calories   ## Lunch   Calories

_____   _____
_____   _____
_____   _____
_____   _____
_____   _____

                Total _____   Total _____

Dinner   Calories   ## Dinner   Calories

_____   _____
_____   _____
_____   _____

                                                     Total _____

Water	Fruit/Vegetable	Sleep
		1 2 3 4 5
		6 7 8 9 10

Activities	Target	Achievement

How good was I today?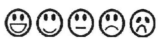

102

Mon Tue Wed Thu Fri Sat Sun (Tick)   Date: _____

Breakfast   Calories   ## Lunch   Calories

_____   _____
_____   _____
_____   _____
_____   _____
_____   _____
_____   _____

            Total _____   Total _____

Dinner   Calories   ## Dinner   Calories

_____   _____
_____   _____
_____   _____
_____   _____

                                                        Total _____

Water   Fruit/Vegetable   Sleep

                                              1 2 3 4 5
                                              6 7 8 9 10

       Activities   Target   Achievement

How good was I today?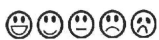

Mon Tue Wed Thu Fri Sat Sun (Tick)   Date:

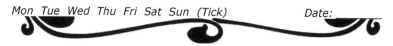

Breakfast   Calories   **Lunch**   Calories

_____   _____
_____   _____
_____   _____
_____   _____
_____   _____

          Total _____   Total _____

Dinner   Calories   **Dinner**   Calories

_____   _____
_____   _____
_____   _____

          Total _____

Water   Fruit/Vegetable   Sleep

1 2 3 4 5
6 7 8 9 10

Activities	Target	Achievement

How good was I today?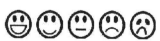

104

Printed in Poland
by Amazon Fulfillment
Poland Sp. z o.o., Wrocław